AF156135

Nadège Rocher

Cosmétiques aux huiles essentielles et aux Fleurs de Bach

Mes petites recettes

Illustrations de Robin Thierry

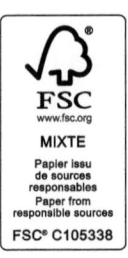

Édition : BoD – Books on Demand, 12/14 rond-point des Champs-Élysées, 75008 Paris.

Impression: BoD - Books on Demand, Norderstedt, Allemagne.

ISBN : 9782322391103

Dépôt légal : mars 2022

TABLE DES MATIERES

- Mal de dos
- Mal des transports
- Peau d'ados
- Peau réactive
- Poussées dentaires
- Piqûre
- Rhume
- Soin raffermissant
- Stress
- Tâches de vieillesse
- Vergetures
- Verrues

Avant-propos

Pourquoi ce livre ?

Bien plus qu'un livre de recettes, il s'agit d'une approche encore peu connue de l'application directe sur la zone à traiter des Fleurs de Bach. Cette méthode, associée à celle de l'aromathérapie, s'avère très complémentaire. Grâce à sa simplicité, elle est facilement accessible à chacun sans formation poussée, et permet ainsi de comprendre le choix des ingrédients et de devenir autonome en créant de nouvelles recettes soi-même. Cet ouvrage est le fruit de plusieurs années de tests et d'expériences sur des petits problèmes du quotidien. Ces deux méthodes (Fleurs de Bach et huiles essentielles) se potentialisent l'une l'autre, et créent une véritable alchimie.

Au sujet des Fleurs de Bach, le Docteur E. Bach disait « *C'est cette simplicité, jointe à son action curative totale, qui est si merveilleuse. [...] Et ceux qui tireront le plus grand profit de ce don de Dieu sont ceux qui le garderont dans toute sa pureté, libre de sciences, libre de théories, car tout dans la Nature est simple.* » (La guérison par les fleurs, Dr Edward Bach)

Bien sûr, il serait idéal d'accompagner cette application cutanée par une prise de Fleurs par voie orale mais ce n'est pas indispensable pour les cas décrits dans ce livre. Les recettes proposées ont pour but d'apporter une réponse rapide avec le minimum d'ingrédients, dans le respect de la Nature bien entendu.

Si vous souhaitez aller plus loin et vous documenter sur des cas qui relèvent du médical, quelques ouvrages spécialisés traitent de ces sujets.

1- Les huiles essentielles

Définition

L'utilisation des huiles essentielles remonte à des dizaines d'années avant Jésus-Christ. A la fin du Moyen-Âge, les apothicaires (pharmaciens) deviennent même « aromaterii ». L'aromathérapie est l'utilisation des huiles essentielles à des fins médicales.

Une huile essentielle est un extrait liquide, concentré et aromatique, obtenu en général par distillation à la vapeur d'eau d'une partie de la plante. Pour une utilisation thérapeutique ou cosmétique, les huiles utilisées doivent absolument être « 100% naturelles et pures », c'est-à-dire qu'elles ne doivent pas être coupées avec d'autres substances, et de préférence issues de l'agriculture biologique.

Une huile essentielle est composée de nombreuses molécules, ce qui lui confère une grande puissance (nombreux principes actifs), mais c'est également la raison pour laquelle la plupart d'entre elles contiennent des allergènes, et parfois même des contre-indications. Il est donc préconisé de les utiliser diluées. Les huiles essentielles ne doivent jamais être appliquées dans les yeux, les oreilles, le nez, sur les muqueuses. Même diluées, il faut éviter le contour des yeux.

Certaines (les agrumes de manière générale) sont photosensibilisantes, ce qui signifie qu'elles augmentent la sensibilité de la peau aux rayonnements du soleil. Il faudra donc éviter de s'exposer après application.

Il en existe un très grand nombre et pour chaque problématique on peut se tourner vers plusieurs huiles essentielles. Le choix se fera en général par affinités, habitudes.... Voici une liste d'huiles qui sont parmi les plus courantes, qui couvrent une large partie des petits désagréments du quotidien, et qui ont peu ou pas de contre-indications.

Et bien sûr préférez des huiles essentielles bio, et si elles ne le sont pas, il faut absolument qu'il y ait au moins la mention « 100% pures et naturelles ». La qualité est incontournable, surtout quand on recherche un effet bien précis.

Il existe plusieurs façons d'utiliser les huiles essentielles, mais nous ne retiendrons ici que l'usage local.

Les plus courantes

Voici 12 huiles essentielles, parmi les incontournables de l'aromathérapie.

Pour chacune, vous trouverez ses caractéristiques principales, des exemples d'utilisations, ainsi que les précautions d'emploi, qui sont souvent indiquées en cas d'utilisation pure, mais dans les recettes proposées un peu plus loin, elles sont toujours très diluées. **De manière générale, on évitera leur utilisation pendant la grossesse, l'allaitement, et chez le jeune enfant. En cas de doute, de traitement** médicamenteux par exemple, asthme, épilepsie… demandez toujours l'avis d'un spécialiste. En cas de projection dans les yeux, rincez toujours avec de l'huile végétale (de cuisine, ça ira très bien !). Dans tous les cas, lisez bien les précautions d'emploi des fabricants.

Si vous n'êtes pas sûr(e) de l'huile essentielle que vous choisissez, reportez-vous au nom en latin. Certaines peuvent avoir des noms très proches mais des propriétés ou des précautions d'emploi très différentes !!!

Précautions d'utilisation :

 Bébé

 Enfant de moins de 3 ans

 Enfant de moins de 6 ans

 Enfant de moins de 7 ans

 Femme enceinte et allaitante

 Photosensibilisant : pas d'exposition au soleil

Camomille romaine ou noble *(Chamaemelum nobile)*

N°1 pour la nervosité

Propriétés principales : relaxante, antispasmodique, anti-inflammatoire

Exemples d'utilisation :

Stress, nervosité

Troubles du sommeil

Douleurs spasmodiques

Problèmes de peau

Précautions d'emploi :

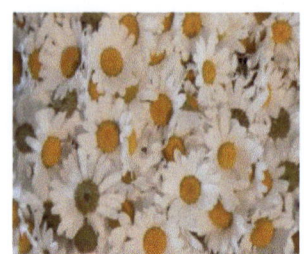

Citron *(Citrus limon ou Citrus limonum)*

N°1 pour la digestion

Propriétés principales : antiseptique, antibactérienne, tonique digestive

Exemples d'utilisation :

Nausées

Cellulite

Digestion difficile

Verrues

Circulation sanguine

Précautions d'emploi : irritante à l'état pur

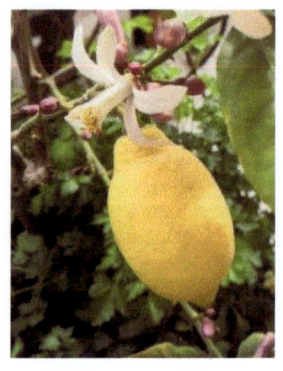

-3 ans

Gaulthérie odorante *(Gaultheria fragrantissima)*

Propriétés principales : anti-inflammatoire, « aspirine naturelle », antispasmodique, antirhumatismale

Exemples d'utilisation :

   Douleurs inflammatoires, mal de dos

   Arthrose

   Crampes, contracture musculaire

Précautions d'emploi : irritante à l'état pur, personnes sous traitement anticoagulant ou allergiques aux salicylés

-7 ans

Géranium rosat *(Pelargonium asperum)*

Propriétés principales : antifongique, antibactérienne, antiseptique, astringente cutanée, anti-inflammatoire

Exemples d'utilisation :

   Soins de la peau (acné, eczéma, anti-rides, brûlure...)

   Vergetures

   Mycoses cutanées

Précautions d'emploi : irritante à l'état pur

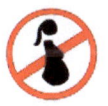

-3 ans

Hélichryse italienne (*Helichrysum italicum*)

N°1 pour les hématomes et la cicatrisation

Propriétés principales : anti-hématome, cicatrisante, décongestionnante, circulatoire

Exemples d'utilisation :
Coup, cicatrice
Varices, circulation
Bronchite

Précautions d'emploi : personnes sous traitement anticoagulant

-6 ans

Lavande aspic (*Lavandula latifolia*)

N°1 pour les brûlures et les piqûres

Propriétés principales : antibactérienne, antifongique, antalgique, cicatrisante, anti-venin

Exemples d'utilisation :
Piqûres, brûlures, plaie
Mycoses cutanées

Précautions d'emploi : demander un avis pour les personnes asthmatiques et les personnes prenant un traitement médicamenteux

-6 ans

Lavande vraie, fine ou officinale (*Lavandula angustifolia*)

N°1 pour sa polyvalence

Propriétés principales : calmante, antiseptique, antalgique, cicatrisante, antispasmodique, antifongique

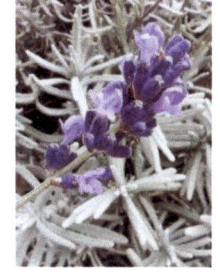

Exemples d'utilisation :

Problèmes de peau (brûlure, plaie, piqûre, acné, eczéma…), anti-poux, cicatrice

Insomnie

Douleurs musculaires

Précautions d'emploi : demander un avis médical pour les personnes asthmatiques

-3 ans

Menthe poivrée (*Mentha piperita*)

N°1 de la digestion des grands et des migraines

Propriétés principales : stimulante, antibactérienne, antalgique, antivirale

Exemples d'utilisation :

Digestion difficile, nausées

Douleurs, migraine

Mal des transports

Précautions d'emploi : irritante à l'état pur, pas d'utilisation prolongée

-6 ans

15

Palmarosa *(Cymbopogon martinii)*

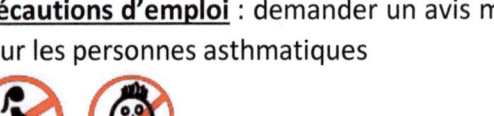

N°1 du déodorant

Propriétés principales : antibactérienne, antifongique, cicatrisante

Exemples d'utilisation :

Déodorant

Problèmes de peau (acné, eczéma, plaie…)

Impétigo

Mycose cutanée

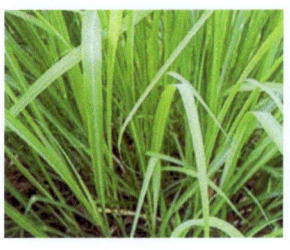

Précautions d'emploi : demander un avis médical pour les personnes asthmatiques

-6 ans

Petit grain bigarade *(Citrus aurantium)*

N°1 pour l'anxiété

Propriétés principales : sédative, régénératrice cutanée, anti-inflammatoire

Exemples d'utilisation :

Stress

Peau grasse

Acné

Insomnie

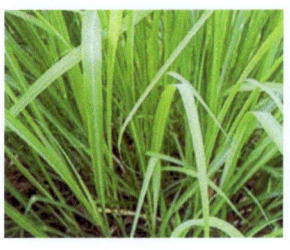

Précautions d'emploi : très peu photosensibilisante

-3 ans

Ravintsara *(Cinnamomum camphora)*

Propriétés principales : antivirale, antibactérienne, stimulante immunitaire, expectorante, énergisante

Exemples d'utilisation :

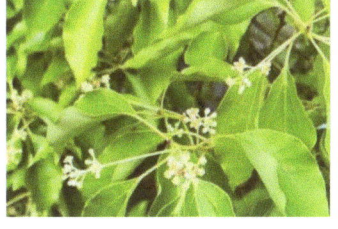

Infections virales, ORL

Bronchites

Immunité faible

Fatigue profonde

Précautions d'emploi : demander un avis médical pour les personnes asthmatiques

-3 ans

Tea tree *(Melaleuca alternifolia)*

N°1 de la désinfection

Propriétés principales : antiseptique, antibactérienne, antifongique, antivirale

Exemples d'utilisation :

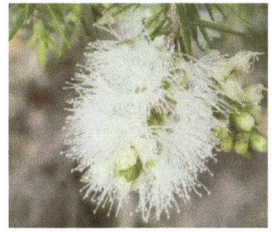

Infections virales ou bactériennes

Mycose cutanée, gale, anti-poux

Brûlures de radiothérapie

Acné

Précautions d'emploi : pas d'utilisation prolongée, irritante à l'état pur

-3 ans

2- <u>Les fleurs de Bach</u>

<u>Définition</u>

Le Docteur Edward Bach (1886 – 1936) est un médecin, homéopathe, bactériologiste du début du 20ème siècle. Dans les années 30, Il a laissé son cabinet de Londres pour s'installer en pleine campagne dans le petit village de Mount Vernon. C'est à partir de ce moment qu'il a mis au point sa méthode naturelle des Fleurs de Bach.

Pour le Docteur Bach, il est absolument nécessaire qu'il y ait une harmonie entre le corps, l'âme et l'esprit. La maladie résulte d'un déséquilibre entre ces différents plans. Notre Âme ne doit connaître que joie et bonheur, ce qui signifie que nous ne devons pas nous laisser submerger par des émotions négatives, telles que la peur, la colère, la tristesse, le doute... Le manque d'harmonie entre la personnalité et l'âme est la cause de la maladie. Les fleurs agissent sur 4 plans : physique, mental, émotionnel et spirituel. Ainsi, elles permettent de transformer une émotion négative en émotion positive et donc de retrouver l'équilibre entre la tranquillité d'esprit et l'harmonie avec son âme.

Les 38 Fleurs de Bach correspondent à un état émotionnel précis, et le Rescue est un mélange de 5 Fleurs de Bach particulières qui est recommandé dans les cas d'urgence.

Par conséquent, cela implique qu'une maladie ne peut pas avoir un traitement unique, puisque deux personnes atteintes de la même maladie n'auront pas les mêmes déséquilibres, donc pas les mêmes fleurs à prendre pour rétablir cette harmonie.

Cette méthode se veut extrêmement simple. Dans de nombreux pays, notamment en France, aucune qualification n'est demandée pour pouvoir suivre la formation et devenir conseiller agréé. Aujourd'hui, les Fleurs de Bach sont utilisées, par voie orale, dans près de 80 pays ! Elles sont inoffensives, sans effets secondaires, ne créent pas d'accoutumance, et ne présentent aucune contre-indication.

L'application locale peut être tout à fait complémentaire de cette méthode, mais elle peut également être utilisée indépendamment.

Applications locales

Beaucoup moins connue, cette méthode n'est pas enseignée dans les formations du centre Bach. Le Docteur Bach avait fait quelques recherches dans ce sens, mais n'étant pas suffisamment abouties, il a brûlé plusieurs de ses notes. Il a justifié sa démarche en expliquant qu'il voulait laisser une méthode simple, rien qui ne puisse être mal interprété. Tout était dit dans « les douze guérisseurs et autres remèdes », en seulement 32 pages !!!!

Un de ses cas d'étude est cependant devenu célèbre, un des rares qui ait survécu aux flammes : celui de l'électricien (cité dans les écrits originaux du Docteur Bach). Un électricien qui travaillait à 10 mètres de hauteur s'est électrocuté avec un câble qu'il tenait dans sa main. Il tomba et atterrit semi-inconscient sur une baie d'arbustes, sa main très grièvement brûlée. Le Docteur Bach l'a pris en charge, alternant des prises de Fleurs de Bach par voie orale (mais en tenant compte des symptômes physiques de la main, et pas uniquement de l'état émotionnel du patient) et des applications directement sur sa main, en détaillant, jour après jour, les résultats observés. Une lotion contenant Impatiens a été appliquée à plusieurs reprises. Après un mois de traitement, les résultats étaient spectaculaires.

Depuis la fin du 20ème siècle, le Docteur Ricardo Orozco, médecin à l'Université de Barcelone, poursuit et développe ce sujet. Auteur de plusieurs ouvrages, il partage ses propres expérimentations et ses résultats.

Pour comprendre comment utiliser les Fleurs de Bach en application locale, il suffit de s'intéresser à la zone que l'on veut traiter et d'observer ce qui se passe dans cette zone, en se posant plusieurs questions : comment réagit la zone ? Y a-t-il une douleur ? De quelle intensité ? A quel moment réagit la zone ? Est-ce lié à des facteurs extérieurs ? La réaction s'étend-elle ? La forme ? La couleur ? ... Toutes ces questions et observations vont correspondre à des fleurs en particulier.

Une fois les fleurs sélectionnées, il suffira de les mélanger à une base et de les appliquer.

On peut mélanger jusqu'à 7 élixirs floraux.

1 goutte d'élixir floral pour 10ml de base (crème ou autre) et 2 de Rescue

Au-delà de 100ml, 10 gouttes suffiront, même pour 1kg.

Les plus courantes

Voici les Fleurs de Bach les plus courantes utilisées en application locale en fonction de la situation et du ressenti de la zone à soulager.

La (ou les) fleur(s) utile(s) à votre mélange seront celles qui répondront à la question :

« Comment se traduit l'inconfort ? »

De la même manière que pour la prise par voie orale, il est essentiel d'être très précis dans l'analyse du ressenti. Par exemple, si on choisit une fleur pour douleur intense alors que la douleur est modérée (en pensant que ce sera encore plus efficace), il n'y aura pas de soulagement DU TOUT !!!

Il est également important de préciser que le nombre de gouttes indiqué est suffisant et qu'il n'y aura pas plus d'effet en en mettant davantage.

Agrimony : la torture

« Je me suis fait piquer par un frelon, ça fait tellement mal !!! »

La zone traitée présente une telle réaction qu'elle génère de l'angoisse chez la personne. L'**aigremoine** va agir comme un anxiolytique de la zone en question. Elle s'adresse aux manifestations qui entraînent une sensation de torture (hémorroïdes par exemple).

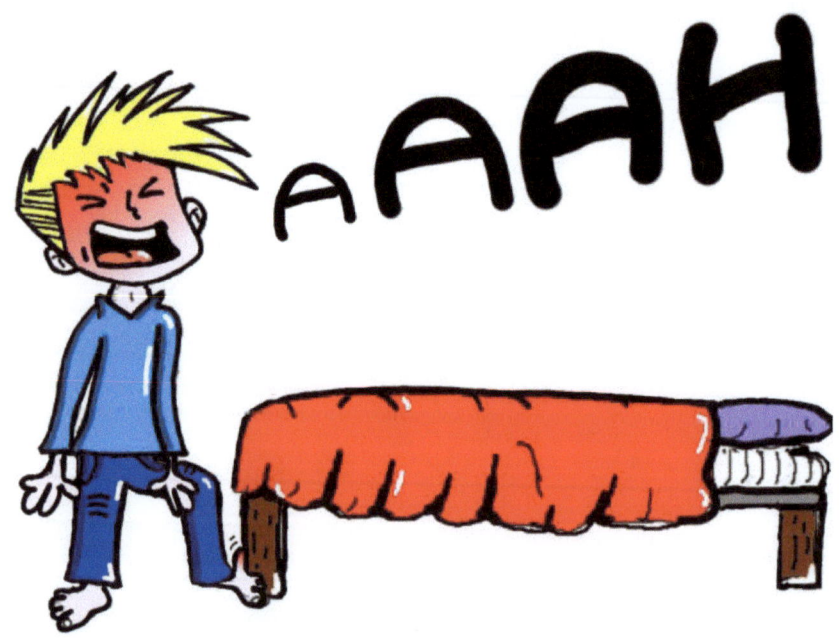

➡ Apaise, aide à faire face

Beech : l'intolérance

« Depuis que j'ai changé de gel douche, ça me gratte partout, je dois faire une allergie à quelque-chose... »

Le hêtre sera principalement utile pour les cas de réaction allergique, c'est-à-dire lorsque la réaction à un élément extérieur se manifeste par de l'irritation, puis du rejet (éternuements ou eczéma par exemple).

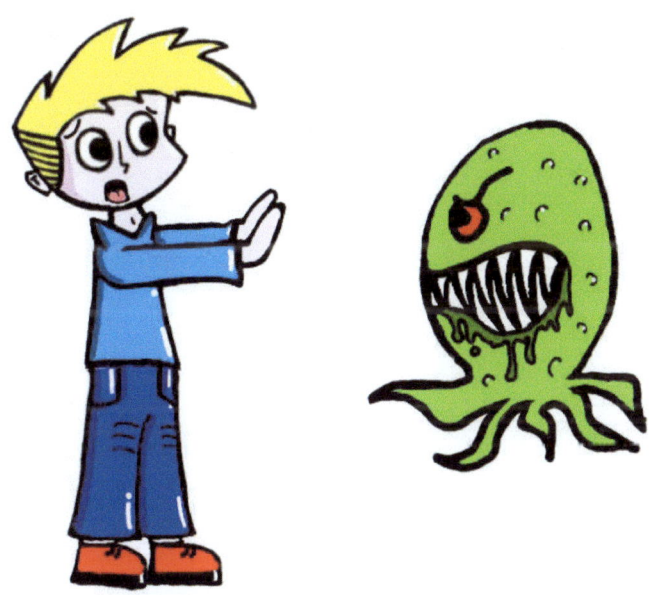

 Permet d'accepter, de tolérer

Cherry Plum : perte de contrôle

« Mon fils de 7 ans fait toujours pipi au lit, il ne s'en rend pas compte... »

Le <u>prunier myrobolan</u> caractérise les situations dans lesquelles il se passe quelque chose qui ne devrait pas se passer. La personne n'a plus ou pas la maîtrise de la réaction d'une partie de son corps (tics par exemple).

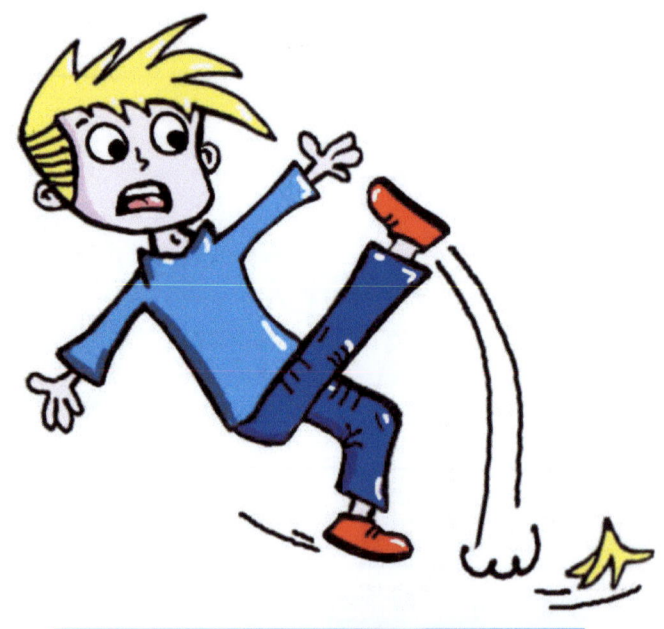

⇨ **Permet de contenir, de maîtriser**

Clematis : la déconnexion

« Depuis que je me suis brûlée, ma peau a perdu sa sensibilité »

On utilise la <u>clématite</u> quand une zone est endormie, a perdu sa sensibilité, ne réagit plus. Elle apporte de l'énergie en réveillant la partie traitée (par exemple après une anesthésie locale, chez le dentiste ou autre).

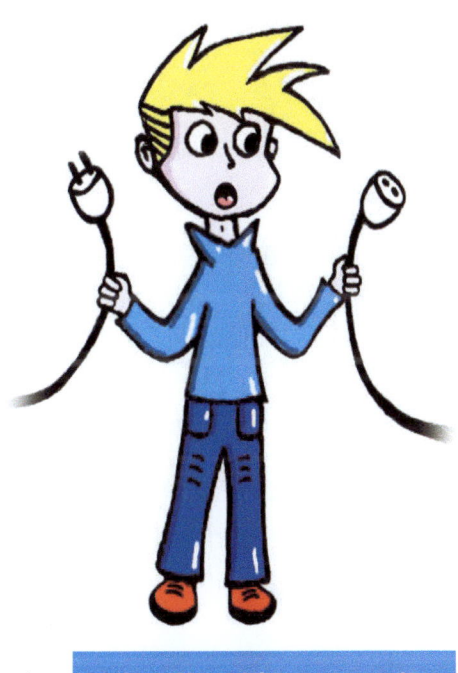

⇨ **Réveille, désengourdit**

Crab Apple : l'impureté

« Beurk, j'ai une verrue sur la main, ça me dégoûte ! »

Le **pommier sauvage**, c'est LA fleur pour les problèmes de peau. Contenue dans la crème Rescue du Docteur Bach, son but est de nettoyer ; elle agit comme antiseptique. On la retrouvera donc très fréquemment dans des mélanges pour application locale.

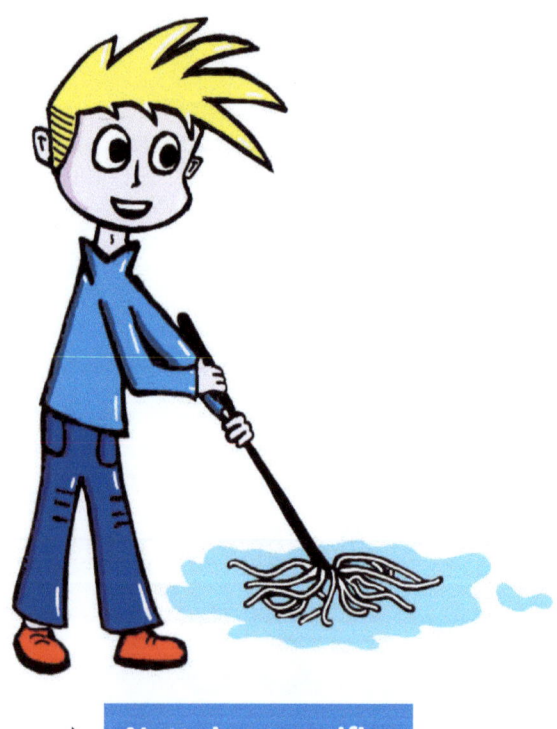

⇨ Nettoie et purifie

Elm : le débordement

« J'ai une de ces migraines, ça me fait mal dans toute la tête… »

L'<u>orme</u> sera utile pour toutes les manifestations qui ne restent pas dans la zone d'origine, qui s'étendent bien au-delà. En général, ce sont des douleurs de forte intensité (par exemple un nerf coincé irradie bien plus loin que là où il est pincé).

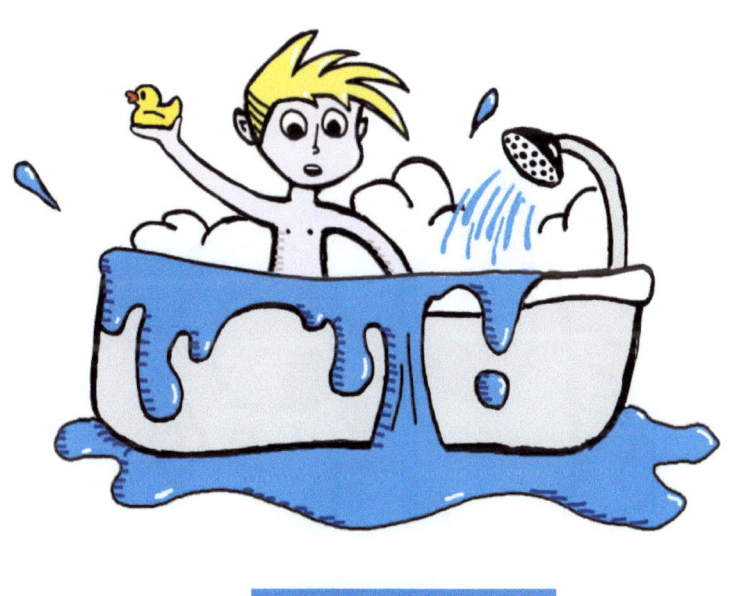

⇨ **Canalise et limite**

Holly : l'éruption

« Zut, j'ai marché dans des orties, j'ai des boutons partout et ça pique !!! »

Le **houx** va soulager ce qui « sort », comme par exemple les poussées de boutons, de dents ... Mais également tout ce qui pique, gratte, démange...

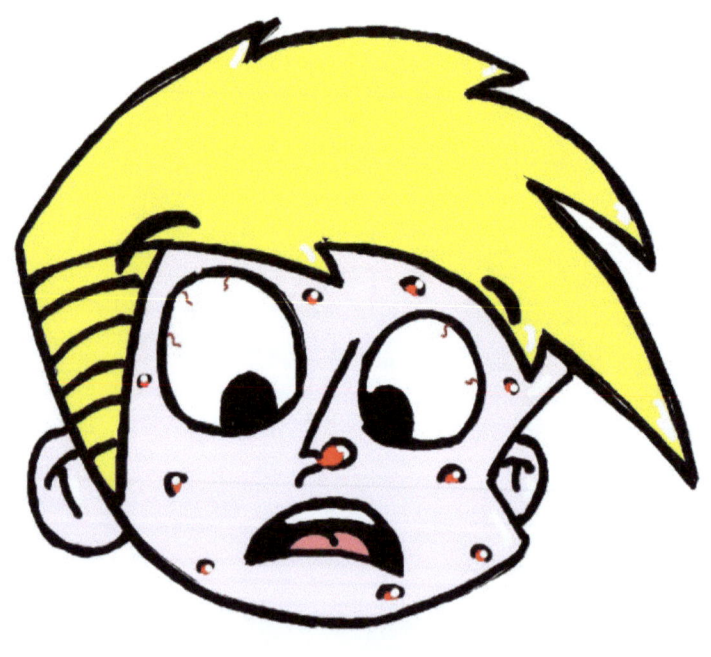

⇨ Calme, adoucit

Impatiens : la douleur aiguë

« J'ai fait une super randonnée ce week-end, mais maintenant j'ai de ces courbatures !!!!!!!!! »

Dans les rares écrits du Docteur Bach concernant les applications locales, nous savons qu'il a utilisé l'impatiente comme analgésique. Il disait même qu'elle « peut apporter de l'aide là où la morphine a échoué » !!!

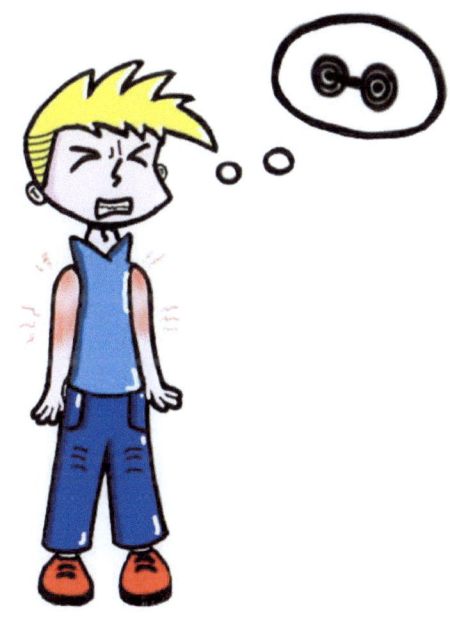

 Diminue la sensation de douleur

Olive : l'épuisement

« En ce moment, je dors mal, et forcément ça se voit sur mon visage, j'ai des cernes… »

L'olivier est un stimulant naturel, il apporte de l'énergie là où le corps en manque, que cela concerne la peau, un organe, une fonction … (par exemple une mauvaise circulation)

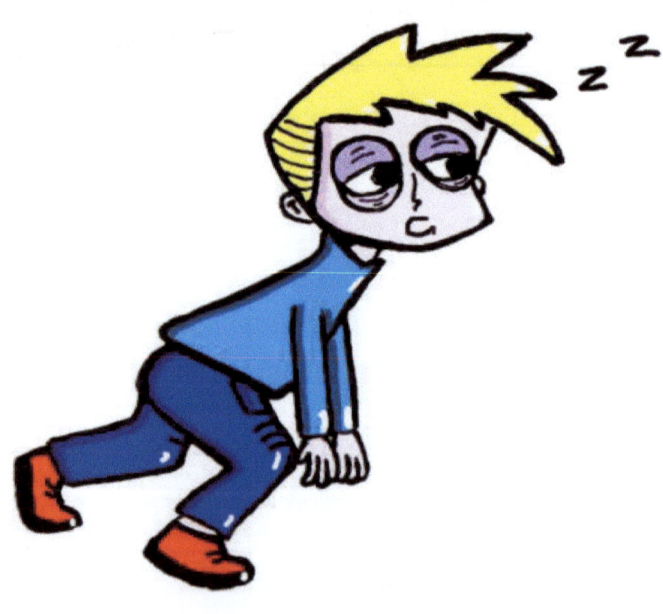

⇨ **Redonne de l'énergie, stimule**

Rock Water : la rigidité

« J'ai la peau tellement sèche que si je ne mets rien, on dirait du carton. »

L'eau de roche, comme son nom l'indique, n'est pas une fleur. Elle permet de « laisser couler », c'est-à-dire qu'elle va assouplir tout ce qui est trop raide, mais va également avoir une action hydratante (mains sèches par exemple).

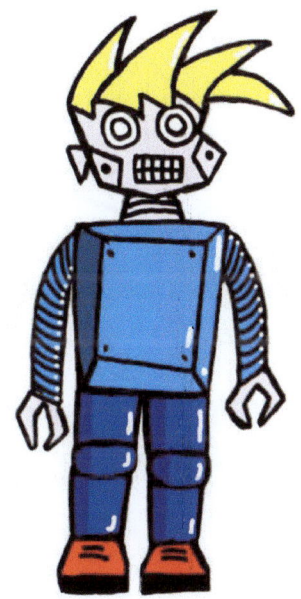

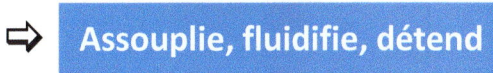

Star of Bethlehem : le traumatisme

« Et vlan, j'ai glissé et je me suis cogné le genou, je vais avoir un beau bleu... »

On utilisera l'**étoile de Bethléem** à chaque fois qu'il y aura un choc, un traumatisme (pour un os, un muscle, un tendon, un cartilage...). On peut aussi l'utiliser un choc plus ancien, comme une cicatrice par exemple.

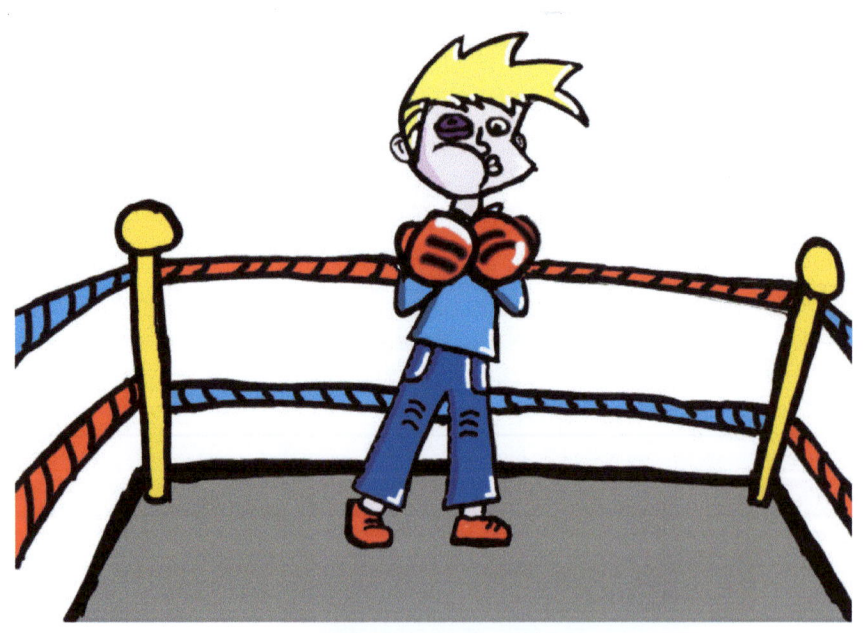

➡ **Cicatrise, détraumatise**

Vervain : l'inflammation aiguë

« Je me suis coincé le dos, ça me fait HYPER mal !!! »

La **verveine** sera utile à chaque fois que la réaction sera s<u>ur</u>exprimée : hyper, super, méga... Il s'agit donc des inflammations de forte intensité. On peut par exemple penser à une otite ou à un torticolis...

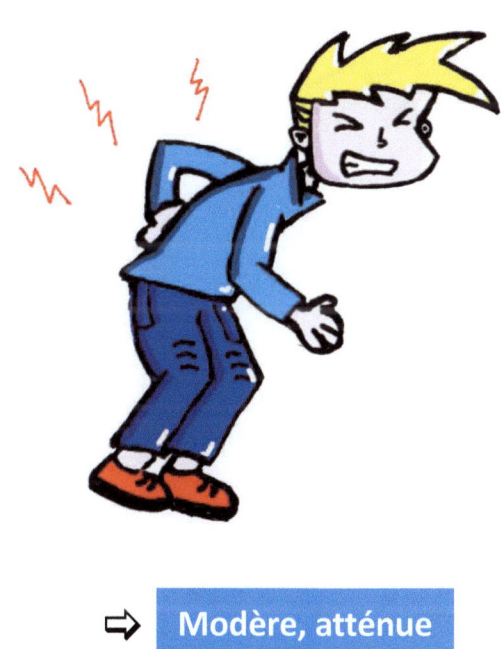

➡ **Modère, atténue**

Vine : les liquides sous tension

« J'adore mes nouvelles chaussures mais elles m'ont fait des ampoules, je vais les assouplir un peu… »

A l'image d'un grain de raisin, la **vigne** est indiquée pour les manifestations physiques de « liquides sous tension ». Les boutons d'acné en font par exemple partie.

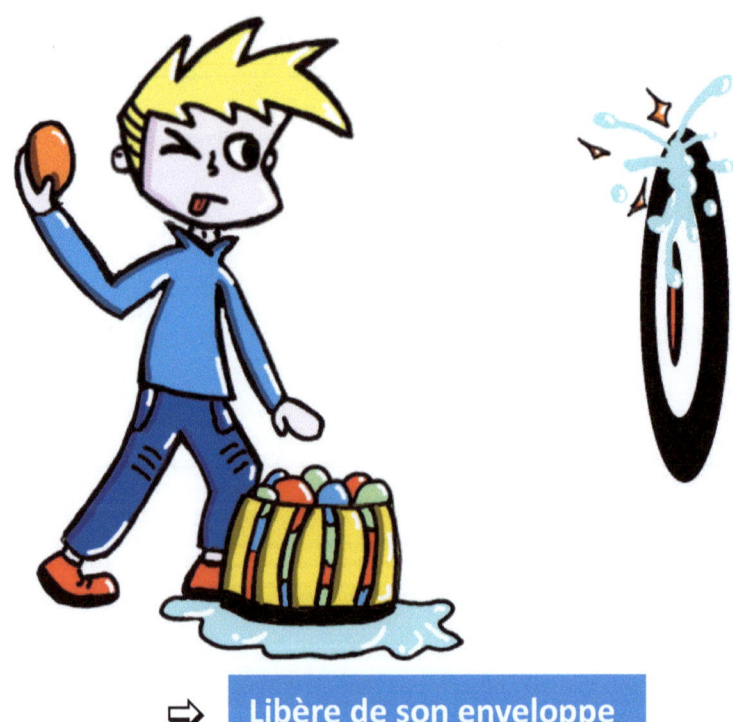

➾   **Libère de son enveloppe**

Walnut : l'inadaptation

« Depuis ma fracture du bras, j'ai une douleur quand il va pleuvoir, on m'appelle Madame Météo. »

Le **noyer** accompagne les grands changements (grossesse, croissance, puberté, ménopause…), mais permet également de ne pas réagir à un facteur extérieur (le temps par exemple).

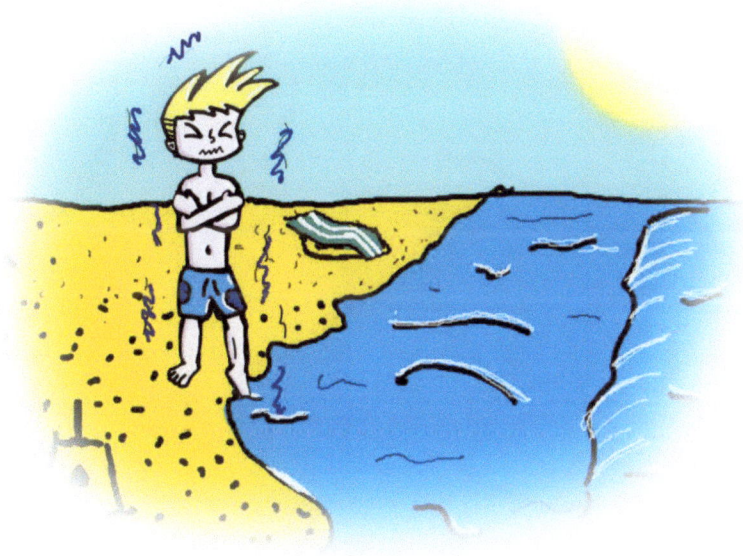

⇨ **Protège des perturbations extérieures**

Willow : l'irritation chronique

« J'ai toujours un peu d'eczéma, souvent dans les plis. »

Contrairement à la verveine, au houx ou à l'impatiente, le <u>saule</u> concerne des inflammations d'intensité moyenne, mais qui durent dans le temps, qui sont « installées », comme par exemple un problème de peau chronique ou des problèmes respiratoires chroniques...

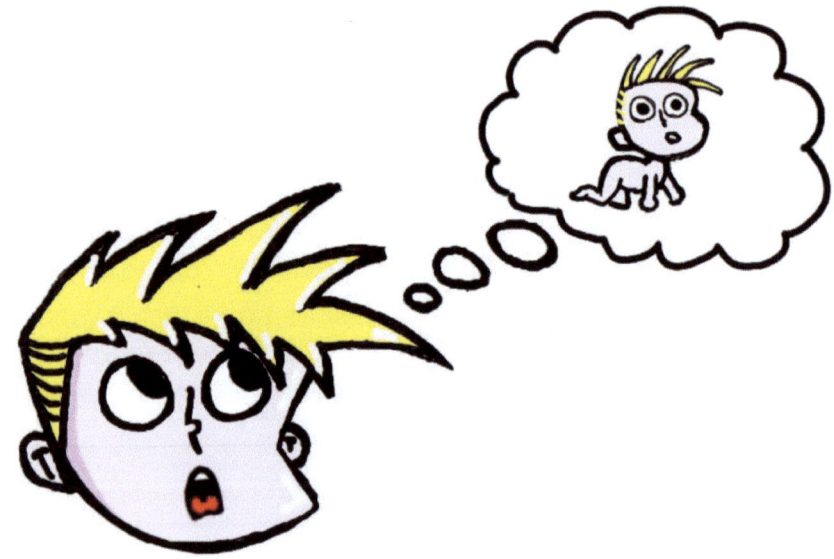

⇨ Atténue, voire interrompt la régularité

Rescue : l'urgence

« Avec des enfants, il arrive toujours quelque chose, je ne vais pas me déplacer avec toute la trousse à pharmacie ! »

Rescue est le remède d'urgence, il est très polyvalent : brûlures, piqûres, réactions allergiques, écorchure, petite coupure…

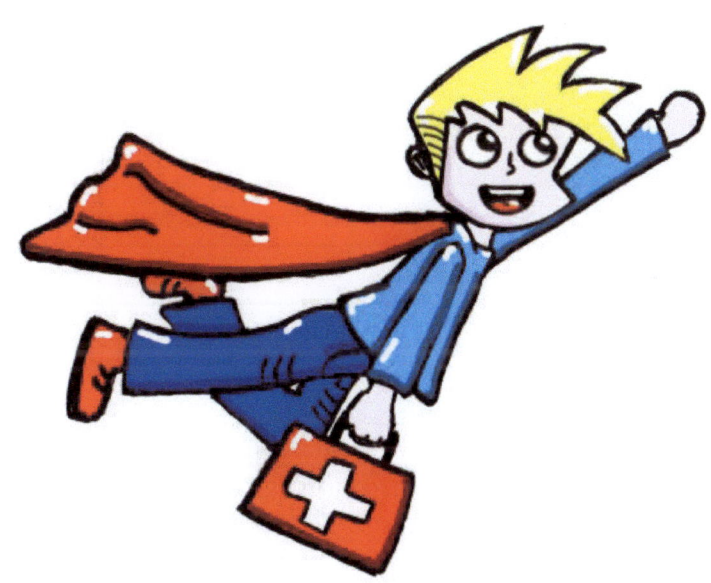

⇨ **Rassure, réconforte, soulage**

Synthèse

Nom de la fleur	Ressenti de la zone à traiter
Agrimony - Aigremoine	Torture
Beech - Hêtre	Intolérance
Cherry Plum – Prunier Myrobolan	Perte de contrôle
Clematis – Clématite	Déconnexion
Crab Apple – Pommier Sauvage	Impureté
Elm - Orme	Débordement
Holly – Houx	Eruption
Impatiens - Impatiente	Douleur aiguë
Olive - Olivier	Epuisement
Rock Water – Eau de Roche	Rigidité
Star of Bethlehem – Etoile de Bethléem	Traumatisme
Vervain - Verveine	Inflammation aiguë
Vine - Vigne	Liquide sous tension
Walnut - Noyer	Inadaptation
Willow - Saule	Irritation chronique
Rescue	Urgence

Précautions d'emploi

Il n'y en a AUCUNE !!!!!

- Tout le monde peut les utiliser (bébé, femme enceinte, allaitante, animaux, plantes ...)

- Il n'y a pas d'interaction avec un quelconque traitement médical

- Elles sont compatibles avec tout autre principe actif

Par exemple, il est conseillé de mettre quelques gouttes de Rescue dans l'eau du premier bain des bébés, ce qui permet d'atténuer le traumatisme lié à la naissance.

Il est également possible de détendre le futur bébé en massant doucement le ventre de la future maman ou en lui en donnant par voie orale.

Les Fleurs de Bach sont conservées dans de l'alcool et on n'utilise que quelques gouttes de ce mélange dans nos recettes mais si malgré tout cet ingrédient était un obstacle pour vous, il existe les « Fleurs de l'Atlas » qui sont sans alcool.

Enfin, si vous vous trompez de Fleur de Bach, pas de stress, il n'y aura pas de résultat, et c'est tout !!!! Et inversement, si vous n'avez pas de résultat, ce n'est peut-être pas la bonne Fleur....

3- Questions pratiques

Quel support ?

Un peu de chimie : sachant que l'huile et l'eau ne se mélangent pas et que les Fleurs de Bach se mélangent à l'eau alors que les huiles essentielles se mélangent à l'huile, le support choisi va être très important…. Certaines bases, grâce à une émulsion par exemple, peuvent accueillir les 2 !

L'idéal est une crème base neutre, de préférence bio. Faites quand même attention à la liste des ingrédients. Plus la formule est simple mieux ce sera. Et une base neutre peut quand même être déjà riche en ingrédients qui répondent à la plupart des problèmes de peau. Par exemple, l'huile de coco ou le beurre de karité sont très nourrissants, l'huile de noyau d'abricot est très douce pour les bébés et jeunes enfants, le gel d'aloe vera hydrate en profondeur, cicatrise…

Voici les supports les plus simples à utiliser, mais vous pouvez aussi créer vous-même votre base.

Exemples de supports si vous utilisez à la fois des huiles essentielles et des fleurs de Bach :

- Crème

- Dentifrice

Exemples de supports si vous n'utilisez que des huiles essentielles :

- Crème

- Dentifrice

- Huiles végétales

- Beurre végétal

Exemples de supports si vous n'utilisez que des fleurs de Bach :

- Crème

- Dentifrice

- Eau (vaporisateur, compresse...)

- Eau florale

- Gel (aloe vera ou autre)

Quel matériel ?

Pour faire vos mélanges, il est préférable d'utiliser du matériel en inox, en verre ou en PP (un petit fouet par exemple, un bol, une spatule...). Evitez tout ce qui est en bois (les bactéries se développent beaucoup plus vite à cause de sa porosité) ou en métal, comme le fer ou l'aluminium (ils peuvent interagir avec certains de vos ingrédients).

Conseils de « fabrication »

Même s'il n'est pas question ici de fabriquer totalement un produit cosmétique mais plutôt d'utiliser une base et d'y ajouter des principes actifs, dès que vous mélangez des ingrédients destinés à de la cosmétique, vous devez respecter des règles d'hygiène strictes, surtout si votre mélange contient de l'eau. C'est ce qui déterminera la durée de vie de votre produit, en limitant la prolifération des bactéries.

- lavez bien vos mains et désinfectez votre matériel (alcool de pharmacie ou 10 minutes à l'eau bouillante).

- Evitez de toucher votre préparation avec vos mains si vous ne l'utilisez pas de suite.

- faites votre mélange dans un environnement propre (évitez le plan de travail avec la vaisselle sale qui traîne dans l'évier ☺)

- Mettez-la rapidement dans son contenant.

Enfin, il est important de garder une trace de votre préparation : soit vous collez une étiquette, soit vous tenez un cahier. Dans les deux cas, il doit figurer la date de fabrication ainsi que la composition. Ces informations seront très importantes en cas de réaction, d'ingestion ou tout autre incident.

Conservation

Pour conserver votre préparation, vous pouvez récupérer un pot de cosmétiques ou alimentaire que vous stérilisez ou que vous faites bouillir, ou un récipient neuf. Pour une meilleure conservation, l'idéal est un contenant opaque ou du verre teinté (la lumière altère particulièrement les huiles essentielles). Si vous choisissez un contenant en plastique, préférez le PP ou PET, seuls autorisés en bio, le polypropylène (PP) étant préféré en raison d'un taux de recyclage supérieur.

Concernant la durée de conservation, plusieurs paramètres entrent en jeu (le choix des ingrédients et leur pourcentage, les conditions d'hygiène de la préparation, le lieu de stockage...). Il est donc difficile de prévoir une durée, le plus simple est de surveiller la stabilité de votre mélange. En cas de changement de texture, d'odeur, de traces de moisissures ou tout autre phénomène suspect, jetez et recommencez !

4- <u>Quelques recettes (30)</u>

Toutes les recettes proposées ici sont des recettes très simples à réaliser avec très peu de matériel. Dans certains cas il y a une « recette minute » qui contient les ingrédients les plus importants si vous ne deviez en choisir qu'un ou deux, et une « recette améliorée » qui est plus complète. Vous pouvez aussi ne mettre que les huiles essentielles ou que les fleurs de Bach. Si vous choisissez de n'utiliser que les huiles essentielles, vous pouvez augmenter un peu les dosages. En effet, la présence des Fleurs de Bach permet d'avoir des recettes efficaces avec peu d'huiles essentielles.

Il peut être intéressant de n'utiliser que les fleurs de Bach en cas d'application sur une personne qui présente des contre-indications, car elles sont sans danger et peuvent être appliquées à tous. Par précaution, on évitera également les huiles essentielles avant 3 ans et chez la femme enceinte ou allaitante.

Il est bien sûr possible d'adapter les recettes et ainsi d'utiliser d'autre huiles essentielles par exemple ou une base plus élaborée.

Enfin, concernant l'application, vous pouvez appliquer votre préparation sur la zone à traiter directement ou utiliser des points de réflexologie ou d'acupression.

Petites précisions pratiques :

Dans les recettes suivantes, les huiles essentielles (HE) sont toujours très diluées dans leur base, ce qui permet une utilisation en toute sécurité. Concernant les dosages, vous pouvez soit mesurer la quantité nécessaire à l'aide d'une balance très précise (en général à 0,01g), soit utiliser le compte-gouttes du flacon : on compte environ 30 gouttes pour 1g. Les recettes sont données en g, ce qui est plus simple avec une balance. Pour la base crème neutre, 20ml sont à peu près équivalents à 20g.

Concernant les fleurs de Bach (FDB), on compte toujours 1 goutte par tranche de 10g de base et 2 pour le Rescue, sans jamais dépasser 10 gouttes (20 pour le Rescue) au-delà de 100g. Vous pouvez mélanger jusqu'à 7 élixirs floraux.

Vous remarquerez, et c'est assez amusant, que certaines recettes sont très proches pour des cas très différents à première vue, mais si on regarde de plus près les manifestations, elles peuvent être similaires ...

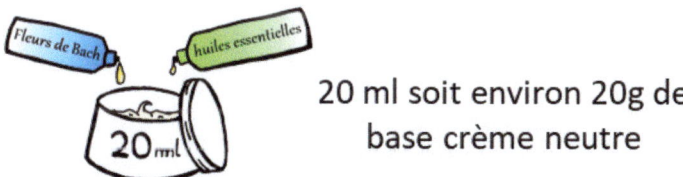

20 ml soit environ 20g de base crème neutre

☞ Allergie (réaction cutanée)

Beech pour la réaction allergique	**Camomille** contre l'inflammation
Crab Apple pour purifier la peau	**Géranium** pour soulager et cicatriser
Holly pour l'éruption, ce qui sort	
Vervain si la réaction est aiguë	**Lavande vraie** pour calmer les démangeaisons
Willow s'il s'agit d'une réaction chronique	

Recette minute :

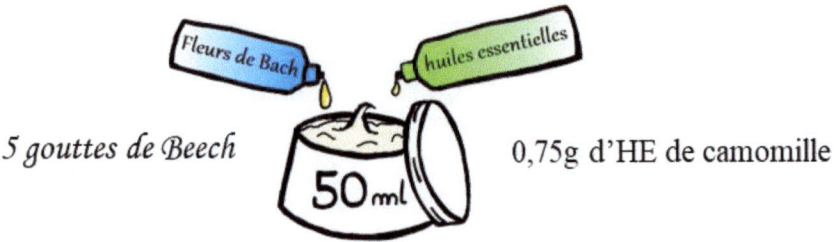

5 gouttes de Beech   0,75g d'HE de camomille

Recette améliorée :

5 gouttes de Beech
5 gouttes de Crab Apple
5 gouttes de Holly
5 gouttes de Vervain (aiguë)
ou de Willow (chronique)

0,35g d'HE de camomille
0,4g d'HE de lavande vraie
0,2g d'HE de géranium

☞ Ampoule

Crab Apple pour purifier	**Tea tree** pour désinfecter
Star of Bethlehem pour le traumatisme, la blessure	**Lavande aspic** pour apaiser la douleur
Vine pour le liquide sous la peau	

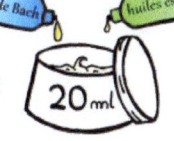

2 gouttes de Crab Apple
2 gouttes de Star of Bethlehem
2 gouttes de Vine

0,2g d'HE de lavande aspic
0,16g d'HE de tea tree

☞ Anti-âge

Olive pour redonner de l'énergie à une peau fatiguée	**Palmarosa** pour régénérer la peau
Star of Bethlehem pour les « cicatrices » faites par les rides	**Géranium** pour lutter contre le vieillissement cutané

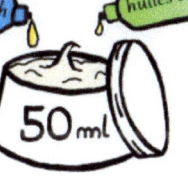

5 gouttes d'Olive
5 gouttes de Star of Bethlehem

0,15g d'HE de géranium
0,1g d'HE de palmarosa

☞ Aphtes

Agrimony pour la douleur vécue comme une torture **Crab Apple** pour purifier la peau **Star of Bethlehem** pour le traumatisme	**Tea tree** pour désinfecter **Ravintsara** pour renforcer l'immunité

Recette minute :

    1- pulvériser Crab Apple (2 gouttes diluées dans un peu d'eau) directement dans la bouche sur l'aphte

    2- appliquer 1 à 2 gouttes de tea tree avec un coton-tige

Recette améliorée :

    1- faire un mélange de Crab Apple, Star of Bethlehem et Agrimony (dans un flacon teinté environ 30ml, mettre 2 gouttes de chaque et remplir d'eau) et pulvériser.

    2- mélanger :   5ml d'huile végétale de votre choix

    2ml d'HE de tea tree

    2ml d'HE de ravintsara

    Appliquer 1 à 2 gouttes directement sur l'aphte.

⇨ Vous pouvez également utiliser l'huile essentielle de laurier noble qui est très intéressante.

☞ Après soleil

Agrimony pour l'extrême souffrance **Crab Apple** pour purifier **Rock Water** pour redonner de la souplesse à la peau **Star of Bethlehem** pour le traumatisme subi par la peau **Vine** en cas de cloques (liquide sous tension)	**Lavande aspic** pour calmer la douleur **Géranium** pour cicatriser

Petite brûlure :

5 gouttes de Crab Apple
5 gouttes de Rock Water

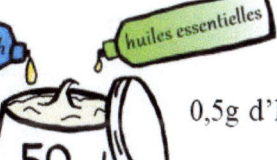

0,5g d'HE de lavande aspic

Brûlure plus importante :

5 gouttes de Crab Apple
5 gouttes de Star of Bethlehem
5 gouttes de Vine

0,5g d'HE de lavande aspic
0,25g d'HE de géranium

☞Articulations

Vervain pour l'inflammation **Walnut** pour la sensibilité au changement de temps	**Gaulthérie** pour soulager les douleurs articulaires

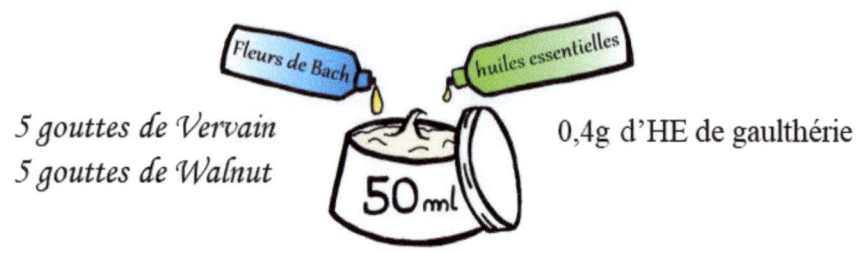

5 gouttes de Vervain
5 gouttes de Walnut

0,4g d'HE de gaulthérie

☞Boucles d'oreille ou piercing

Cette recette sera utile si par exemple vous voulez mettre des boucles fantaisie mais que vous ne les supportez pas :

Beech pour ne pas faire de réaction de rejet **Crab Apple** contre l'infection **Walnut** pour supporter un élément extérieur	**Géranium** pour prendre soin de la peau **Tea tree** pour désinfecter

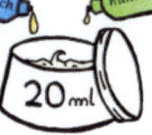

2 gouttes de *Beech*
2 gouttes de *Crab Apple*
2 gouttes de *Walnut*

0,06g d'HE de géranium
0,04g d'HE de tea tree

Massez bien le lobe de l'oreille ou l'endroit du piercing puis trempez la tige de votre boucle dans la préparation avant de la mettre.

☞ Cellulite

Crab Apple pour purifier	**Citron** pour détruire la graisse
Olive pour stimuler la circulation	**Hélichryse** pour favoriser la circulation
Vine pour aider à libérer les petites accumulations de graisse	

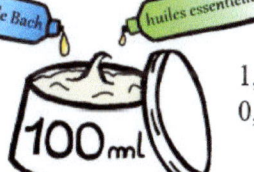

10 gouttes de *Crab Apple*
10 gouttes d'*Olive*
10 gouttes de *Vine*

1,5g d'HE de citron
0,3g d'HE d'hélichryse

Bien masser, le massage est ici aussi important que le produit utilisé !

👉 Petite cicatrice

Crab Apple pour nettoyer au niveau énergétique **Star of Bethlehem** pour le traumatisme	**Lavande vraie, hélichryse et géranium** pour une belle cicatrice, propre et souple

Recette minute :

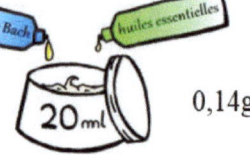

2 gouttes de Star of Bethlehem   0,14g d'HE de lavande vraie

Recette améliorée :

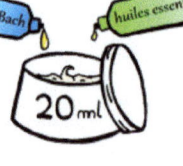

2 gouttes de Crab Apple   0,1g d'HE de lavande vraie
2 gouttes de Star of Bethlehem   0,06g d'HE d'hélichryse
     0,08g d'HE de géranium

👉 Coup

Star of Bethlehem pour le choc	**Hélichryse** pour limiter les bleus et les bosses

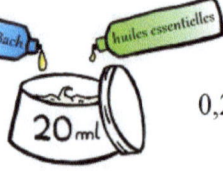

2 gouttes de Star of Bethlehem   0,2g d'HE d'hélichryse

👉 Crampe

Agrimony pour la douleur ressentie comme une torture **Cherry Plum** pour l'arrivée incontrôlable de la crampe **Rescue** pour soulager	**Gaulthérie et/ou camomille** pour soulager la douleur musculaire

5 gouttes d'Agrimony
5 gouttes de Cherry Plum
10 gouttes de Rescue

0,5g d'HE de gaulthérie
0,25g d'HE de camomille

👉 Déodorant

Crab Apple pour nettoyer, assainir	**Palmarosa** pour éliminer les bactéries responsables des mauvaises odeurs

5 gouttes de Crab Apple

0,75g d'HE de palmarosa

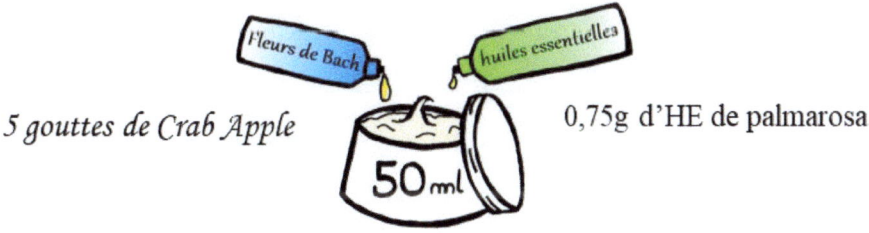

👉 Digestion

Rock Water pour détendre	**Citron** pour faciliter la digestion
Olive pour redonner de l'énergie si le transit est trop paresseux	**Camomille** pour calmer la douleur

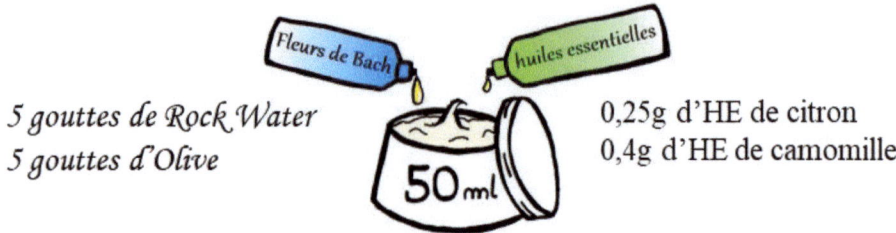

5 gouttes de *Rock Water*
5 gouttes d'*Olive*

0,25g d'HE de citron
0,4g d'HE de camomille

Massez le ventre dans le sens des aiguilles d'une montre, sens de la digestion.

👉 Egratignure

Crab Apple pour purifier	**Géranium et Lavande vraie** pour désinfecter et cicatriser les petites plaies
Star of Bethlehem pour le traumatisme	**Hélichryse** pour cicatriser
Rescue pour soulager	**Tea tree** pour désinfecter

Recette minute :

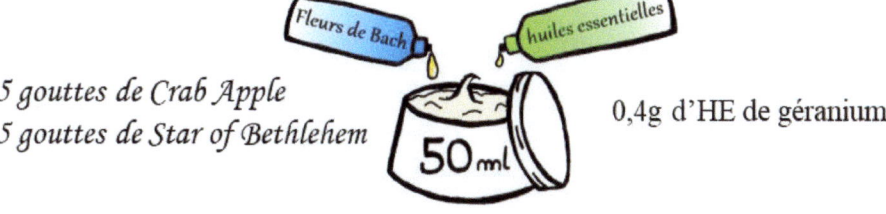

5 gouttes de Crab Apple
5 gouttes de Star of Bethlehem

0,4g d'HE de géranium

Recette améliorée :

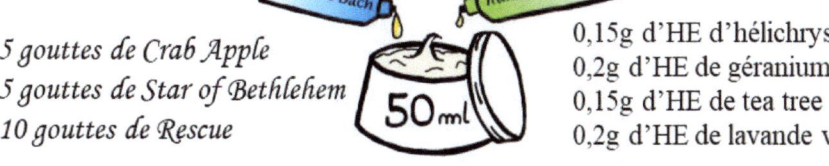

5 gouttes de Crab Apple
5 gouttes de Star of Bethlehem
10 gouttes de Rescue

0,15g d'HE d'hélichryse
0,2g d'HE de géranium
0,15g d'HE de tea tree
0,2g d'HE de lavande vraie

👉 Gerçures

Crab Apple pour purifier	**Géranium** pour désinfecter et cicatriser
Star of Bethlehem pour le traumatisme	
Walnut pour protéger du temps	**Lavande aspic** pour calmer la douleur

2 gouttes de Crab Apple
2 gouttes de Star of Bethlehem
2 gouttes de Walnut

0,08g d'HE de géranium
0,06g d'HE de lavande aspic

☞ Insomnie

Rock Water pour détendre **Rescue** pour rassurer, réconforter	**Camomille** pour calmer et détendre, surtout les plus jeunes **Petit grain et/ou lavande vraie** pour lutter contre l'anxiété et la nervosité **Ravintsara** pour détendre les muscles

Pour les petits :

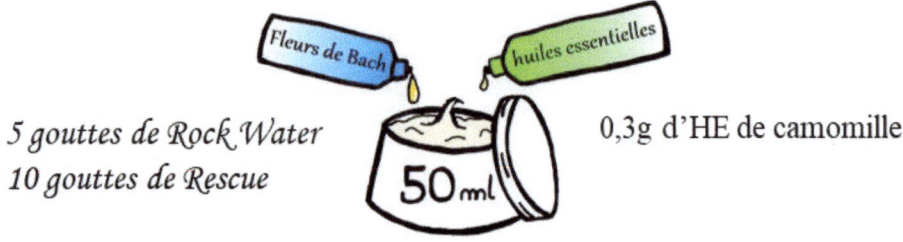

5 gouttes de Rock Water
10 gouttes de Rescue

0,3g d'HE de camomille

Pour les plus grands :

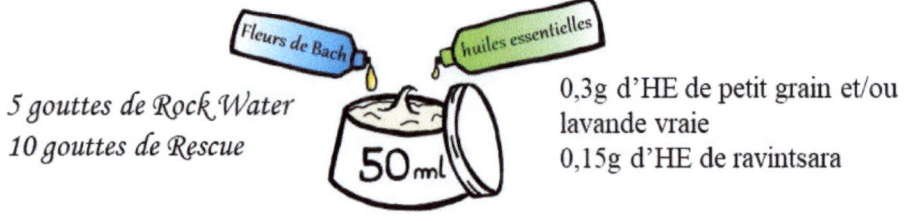

5 gouttes de Rock Water
10 gouttes de Rescue

0,3g d'HE de petit grain et/ou lavande vraie
0,15g d'HE de ravintsara

Vous pouvez massez le plexus ou, à l'arrière du crâne, derrière les oreilles, avec vos 2 index dans le petit creux qui remonte à la base des cheveux (point réflexe B10).

☞Jambes lourdes

Elm pour la douleur débordante	**Hélichryse** pour la douleur et pour favoriser la circulation
Olive pour redonner de l'énergie et stimuler la circulation	
Rock Water pour décongestionner	**Citron** pour lutter contre les problèmes de rétention d'eau
Willow pour la douleur	

Recette minute :

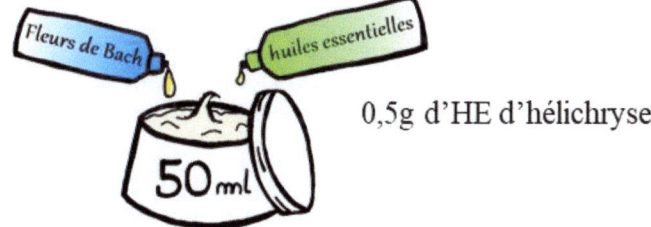

5 gouttes d'ELM   0,5g d'HE d'hélichryse

Recette améliorée :

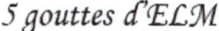
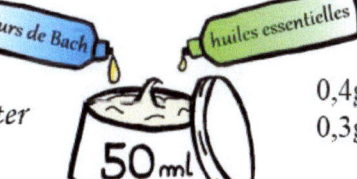

5 gouttes d'ELM
5 gouttes d'Olive
5 gouttes de Rock Water
5 gouttes de Willow

0,4g d'HE d'hélichryse
0,3g d'HE de citron

☞ Mal de dos

Elm pour le débordement : la douleur irradie	**Gaulthérie** pour ses propriétés anti-inflammatoires
Impatiens pour calmer la douleur	**Lavande vraie** pour détendre les muscles
Rock Water pour assouplir	

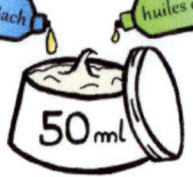

5 gouttes d'ELM
5 gouttes d'Impatiens
5 gouttes de Rock Water

0,25g d'HE de gaulthérie
0,25g d'HE de lavande vraie

☞ Mal des transports

Cherry Plum pour la perte de contrôle (nausées)	**Citron** pour éviter les nausées
Walnut pour l'adaptation aux changements de direction	**Menthe poivrée** pour éviter les nausées également mais à partir de 6 ans

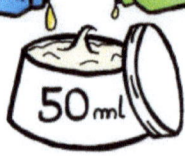

5 gouttes de Cherry Plum
5 gouttes de Walnut

0,5g d'HE de citron
0,4g d'HE de menthe poivrée

Massez l'intérieur des poignets en remontant un peu vers l'intérieur du coude assez énergiquement (Point MC6).

Dans ce cas il sera très utile de prendre aussi Walnut (33) et Scleranthus (28) par voie orale.

👉 Peau d'ados

Crab Apple pour purifier	**Tea tree** pour désinfecter
Star of Bethlehem pour les petites cicatrices que peuvent causer les boutons	**Lavande vraie** pour cicatriser
	Palmarosa pour assainir la peau
Vine pour le liquide sous tension (bouton)	**Petit grain** pour limiter la sécrétion de sébum
Walnut pour protéger des changements hormonaux	

Usage ponctuel uniquement sur les boutons :

2 gouttes de Crab Apple
2 gouttes de Sta of Bethlehem
2 gouttes de Vine

0,1g d'HE de tea tree
0,16g d'HE de lavande

Crème de jour :

5 gouttes de Crab Apple
5 gouttes de Star of Bethlehem
5 gouttes de Vine
5 gouttes de Walnut

Fleurs de Bach

huiles essentielles

50 ml

0,15g d'HE de palmarosa
0,1g d'HE de petit grain

☞Peau réactive

Cherry Plum pour limiter la réaction cutanée	**Géranium ou camomille** pour soulager l'inflammation
Crab Apple pour purifier	**Petit grain ou lavande vraie** pour calmer, déstresser la peau
Beech s'il y a une réaction allergique	
Vervain si la réaction est très inflammatoire	
Willow si le problème est chronique	
Walnut si la réaction est liée à une cause extérieure (personne qui rougit par timidité par exemple)	

Comme vous le voyez, pour ce type de problème il est très difficile de proposer une recette unique tant les causes et les manifestations peuvent être variées. Voici donc un exemple, que vous adapterez à votre cas particulier.

L'important est toujours de bien observer comment se manifeste la réaction.

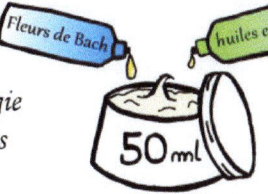

5 gouttes de *Cherry Plum*
5 gouttes de *Crab Apple*
5 gouttes de *Beech* si allergie
5 gouttes de *Vervain* si très inflammatoire…

0,15g d'HE de géranium
0,15g d'HE de petit grain
0,05g d'HE de lavande vraie

👉 Piqûre

Agrimony si la douleur est insupportable	Lavande aspic pour calmer la douleur des piqûres
Holly pour calmer l'éruption	Tea tree pour lutter contre les démangeaisons
Rescue pour soulager	

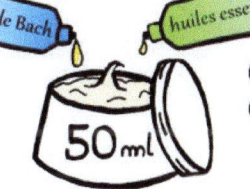

5 gouttes d'*Agrimony*
5 gouttes de *Holly*
10 gouttes de *Rescue*

0,2g d'HE de lavande aspic
0,15g d'HE de tea tree

☞ Poussées dentaires

Agrimony pour la torture **Elm** pour la douleur débordante **Impatiens** pour la douleur aiguë	**Camomille** pour soulager la douleur des petits

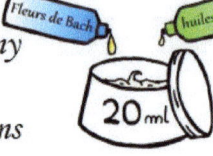

2 gouttes d'Agrimony
2 gouttes d'Elm
2 gouttes d'Impatiens

0,16g d'HE de camomille

Massez doucement la joue, au plus près de la dent qui sort ou pulvérisez les fleurs de Bach diluées directement sur la gencive.

☞ Rhume

Crab Apple pour purifier **Beech** s'il s'agit d'allergies **Walnut** pour protéger le corps des perturbations extérieures	**Ravintsara** pour combattre les virus et booster l'immunité

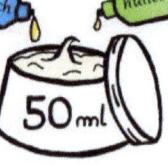

5 gouttes de Crab Apple
5 gouttes de Walnut
5 gouttes de Beech

0,75g d'HE de ravintsara

Massez près de la zone à soulager (si ce sont les bronches, il faudrait faire devant et derrière) ou sous les pieds (sans oublier les orteils).

☞ Soin raffermissant

Olive pour redonner de l'énergie **Star of Bethlehem** pour régénérer énergétiquement la peau	**Géranium** pour régénérer la peau **Lavande vraie** pour cicatriser et assainir

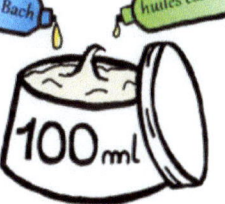

10 gouttes d'Olive
10 gouttes de Star of Bethlehem

0,5g d'HE de géranium
0,4g d'HE de lavande vraie

☞ Stress

Rock Water pour la détente **Rescue** pour rassurer	**Camomille et/ou lavande vraie et /ou petit grain** pour lutter contre l'anxiété

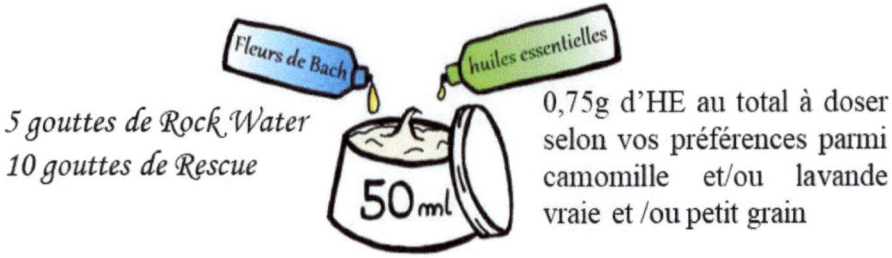

5 gouttes de Rock Water
10 gouttes de Rescue

0,75g d'HE au total à doser selon vos préférences parmi camomille et/ou lavande vraie et /ou petit grain

Masser doucement le plexus.

Le choix des huiles essentielles se fera en fonction de l'âge et des goûts. Une odeur désagréable ne détend pas !!!

☞ Tâches de vieillesse

Crab Apple pour assainir **Walnut** pour protéger la peau du vieillissement	**Citron** pour son pouvoir éclaircissant

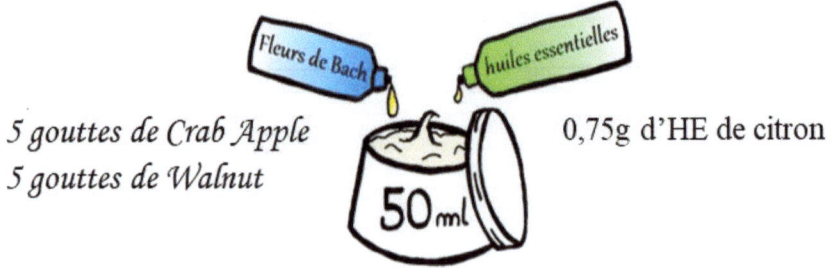

5 gouttes de Crab Apple
5 gouttes de Walnut

0,75g d'HE de citron

☞Vergetures

Crab Apple pour purifier	**Hélichryse** pour cicatriser
Star of Bethlehem pour les cicatrices	**Lavande vraie** pour cicatriser et régénérer la peau
Walnut en cas de grossesse par exemple	**Géranium** pour régénérer la peau

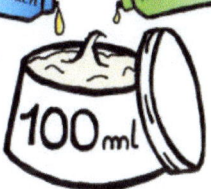

10 gouttes de Crab Apple
10 gouttes de Star of
Bethlehem

0,2g d'HE d'hélichryse
0,2g d'HE de lavande vraie
0,3g d'HE de géranium

Pendant la grossesse

50ml d'huile végétale de rose musquée
+ 50ml d'huile végétale d'avocat
+ 10 gouttes de Crab Apple
+ 10 gouttes de Star of Bethlehem
+ 10 gouttes de Walnut

Bien secouer avant chaque utilisation car les Fleurs de Bach ne se mélangent pas aux huiles végétales.

☞Verrues

Crab Apple pour purifier	**Tea tree** pour désinfecter
Rock Water pour assouplir la peau	**Citron** pour limiter la contamination

Recette minute :

1- pulvériser Crab Apple (2 gouttes diluées dans un peu d'eau) directement sur la verrue

2- appliquer 1 à 2 gouttes de tea tree avec un coton-tige

Recette améliorée :

1- faire un mélange de Crab Apple et de Rock Water (dans un flacon teinté d'environ 30ml, mettre 2 gouttes de chaque et remplir d'eau) et pulvériser.

2- mélanger 2ml d'HE de citron et 2ml d'HE de tea tree et appliquer 1 à 2 gouttes directement sur la verrue.

5- __Et pour les animaux ?__

L'utilisation des huiles essentielles pour les animaux étant assez délicate, nous ne conseillerons ici que les Fleurs de Bach qui sont sans danger pour nos compagnons à poils, à plumes ou autre...

Le choix des Fleurs se fait exactement de la même manière que pour l'humain. Il est donc possible de reprendre les recettes précédentes et de les adapter aux animaux.

D'autre part, il sera difficile d'utiliser une base crème, l'animal étant amené à lécher ce que nous lui appliquerons. Il va donc falloir choisir une base.... comestible !!! Et le plus simple sera une huile végétale.

⇨ Dans ce cas, il faudra préparer votre mélange de Fleurs de Bach, que vous pouvez diluer dans un petit peu d'eau et que vous conserverez dans un flacon teinté au frigo. Vous choisirez ensuite votre base d'huile végétale (une seule ou un mélange), l'huile de coco étant particulièrement appréciée pour ses propriétés, puis vous mélangerez votre base grasse aux élixirs floraux en mélangeant bien avant chaque utilisation car aqueux et huileux ne s'entendent pas, mais de cette façon ça fonctionnera très bien !

Il est également possible de faire des compresses simples d'eau avec des Fleurs de Bach.

Bien entendu, ces conseils ne remplacent pas les soins chez un vétérinaire.

Voici, en plus de toutes les recettes précédentes, quelques pistes plus spécifiques pour nos principaux compagnons :

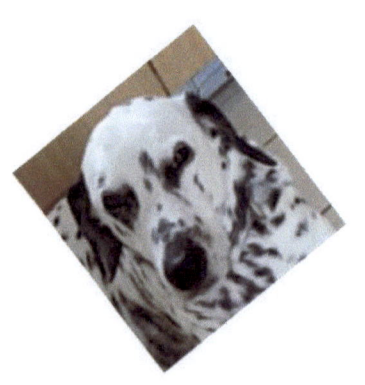
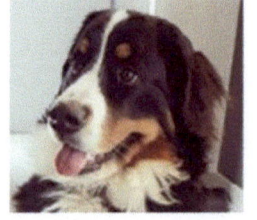
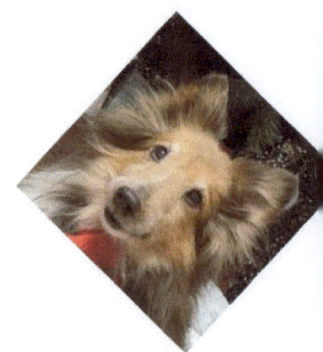

Chiens

Piqûre d'abeille, de guêpe…

Le chien adore essayer d'attraper les insectes qui butinent, ou jouer avec, mais il se fait souvent piquer….

Agrimony si la douleur est insupportable

Crab Apple pour purifier

Beech s'il y a une réaction allergique

Holly pour calmer l'éruption

Rescue pour soulager

 Les chenilles processionnaires

Leurs poils sont très urticants et provoquent des lésions essentiellement sur la langue des chiens qui les lèchent pour s'amuser. La toxine libérée par les poils est très allergisante et provoque une douleur extrêmement intense.

Agrimony pour la douleur ressentie comme une torture

Beech s'il y a une réaction allergique

Crab Apple pour nettoyer, assainir

Star of Bethlehem pour le traumatisme subi par la peau

 Inflammation des glandes anales

Lorsque les glandes anales sont engorgées, l'inflammation est très douloureuse.

Crab Apple pour nettoyer et purifier

Vervain si la réaction est très inflammatoire

Vine pour le liquide sous tension

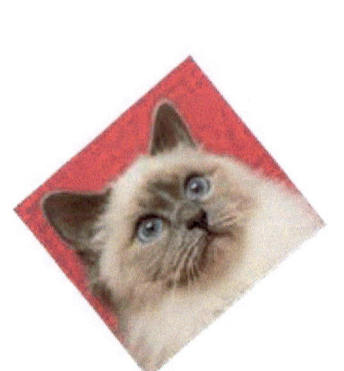
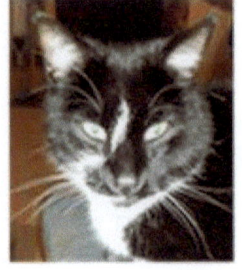
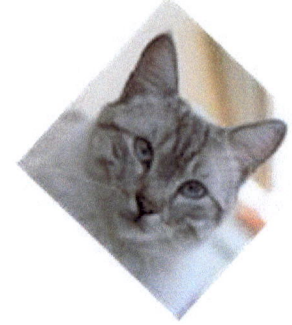

<u>Chats</u>

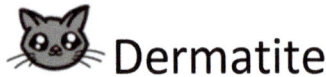Dermatite

Il s'agit d'affections de la peau qui entraînent de fortes démangeaisons et qui peuvent s'infecter. Plusieurs causes sont possibles : les piqûres de puces, une allergie...

Agrimony si la douleur est insupportable

Crab Apple pour purifier

Beech en cas de réaction allergique

Star of Bethlehem pour les petites lésions

Holly pour calmer l'éruption

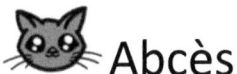Abcès

Souvent à la suite d'une bagarre ou d'une blessure quelconque, une boule de pus se forme sous la peau.

Crab Apple pour nettoyer

Star of Bethlehem pour le traumatisme subi par la peau

Vervain pour la réaction inflammatoire

Vine pour le liquide sous tension (le pus)

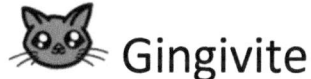Gingivite

Il s'agit d'une inflammation des gencives pouvant avoir de multiples origines. Une consultation rapide s'impose.

Crab Apple pour purifier

Star of Bethlehem pour le traumatisme subi par la peau

Vervain pour la réaction inflammatoire

Rescue pour soulager

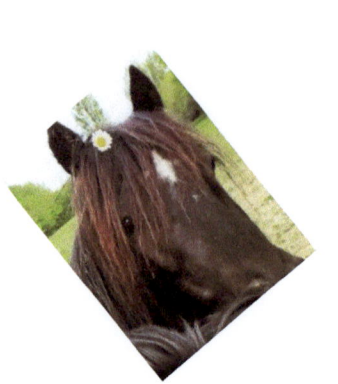
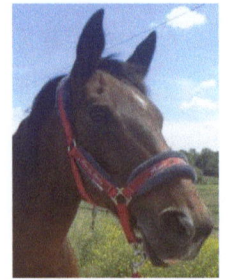
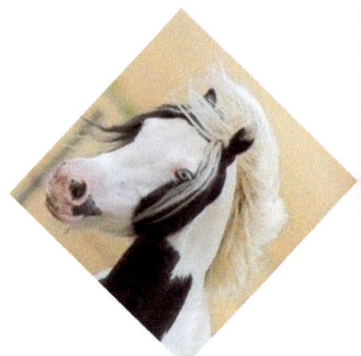

Chevaux

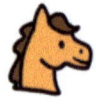 Gale de boue

Il s'agit d'une infection bactérienne favorisée notamment par l'humidité. Le cheval va alors souffrir de crevasses, peau rouge, gonflée, croûtes…

Après avoir nettoyé et désinfecté, il est possible d'appliquer des compresses de :

Crab Apple pour purifier

Star of Bethlehem pour les petites lésions

Walnut pour protéger la peau par rapport à l'humidité

Rescue pour soulager

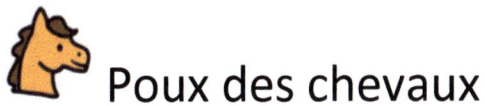

Poux des chevaux

Ils vivent dans les poils et leurs piqûres sont très irritantes.

Crab Apple pour assainir

Holly pour calmer l'éruption

Rescue pour soulager

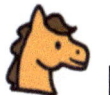

Le syndrome naviculaire

Il s'agit d'une grave détérioration de l'os naviculaire (patte), qui entraîne une très forte inflammation des tissus environnants.

Agrimony pour la douleur ressentie comme une torture

Impatiens pour calmer la douleur

Star of Bethlehem pour le traumatisme de l'os

Vervain pour la forte réaction inflammatoire

6- Mes recettes personnelles

Maintenant que vous avez compris comment utiliser les huiles présentées et les Fleurs de Bach, vous pouvez confectionner vos propres mélanges.

Cet espace est réservé à vos propres recettes : vous pouvez noter le problème à traiter, la base utilisée et les principes actifs sélectionnés. N'oubliez pas de préciser les quantités pour chaque ingrédient, et vous pouvez noter votre avis pour éventuellement apporter certaines modifications.

Bonnes créations !!!

RECETTE POUR

BASE	FLEURS DE BACH:
....	. . . .
....	. . . .
....	HUILES ESSENTIELLES:
....	. . . .
	. . . .

DIVERS:

RECETTE POUR

BASE	FLEURS DE BACH:
....	....
....	....
....	HUILES ESSENTIELLES:
....	....
	....

DIVERS:

RECETTE POUR

BASE	FLEURS DE BACH:
....	....
....	....
....	HUILES ESSENTIELLES:
....	....
	....

DIVERS:

RECETTE POUR

BASE	FLEURS DE BACH:
. . . .	. . . .
. . . .	. . . .
. . . .	HUILES ESSENTIELLES:
. . . .	. . . .
	. . . .

DIVERS:

RECETTE POUR

BASE	FLEURS DE BACH:
. . . .	. . . .
. . . .	. . . .
. . . .	HUILES ESSENTIELLES:
. . . .	. . . .
	. . . .

DIVERS:

RECETTE POUR

BASE	FLEURS DE BACH:
....	....
....	....
....	HUILES ESSENTIELLES:
....	....
	....

DIVERS:

RECETTE POUR

BASE	FLEURS DE BACH:
....	....
....	....
....	HUILES ESSENTIELLES:
....	....
	....

DIVERS:

Remerciements

En premier lieu, une reconnaissance éternelle pour le Docteur Bach qui, grâce à ses découvertes, permet à chacun de retrouver son équilibre, et aux chercheurs contemporains de poursuivre son travail.

Ensuite, toutes ces expériences n'auraient pas été possibles sans un certain nombre de « cobayes », à savoir ma famille, mes amis, mes clients, des professionnels de santé qui m'ont accompagnée (Géraldine bien sûr !) ... Merci de m'avoir fait confiance ! Et merci d'avance à tous ceux qui testeront les recettes de ce livre ou en créeront de nouvelles !

Et une en particulier : difficile de voir souffrir sa maman... Alors quand on arrive à la soulager, c'est la meilleure des récompenses. La mienne reçoit le titre de « meilleure cobaye », je crois qu'elle a testé pratiquement toutes mes mixtures, et un grand merci pour son soutien sans faille.

Et qui est l'artiste qui a imaginé tous ces dessins pour transmettre le message de Fleurs de Bach ? C'est mon fils Robin ! Je suis très honorée d'avoir pu partager ce beau projet avec lui.

A l'atelier photo, c'est Fabrice mon conjoint qui m'a accompagnée dans les collines de notre cher Gers pour la photo de couverture, et mon petit Gaël a été de très bon conseil pour la mise en page.

Un grand merci également aux stars qui ont bien voulu partager leur meilleur profil (Babou, Nahia et Eros pour les chiens, Isis,

Mimi et Nayla'O pour les chats, et I Baie, Rizoé et Puzzle pour les chevaux).

Et enfin, un immense merci à Dame Nature qui nous permet de profiter de ses trésors…

Bibliographie :

- *Ma bible des huiles essentielles*, Danièle Festy

- *Huiles essentielles chémotypées nouvelle édition*, A. Zhiri, D. Baudoux, M.L. Breda

- *www.compagnie-des-sens.fr*

- *La guérison par les Fleurs,* Dr Edward Bach

- *Fleurs de Bach savoir les utiliser en applications locales*, Ricardo Orozco

Crédit photo Fabrice Thierry ©, Nadège Rocher © et internet

Pour aller plus loin : alchimynature.com